NOUVELLES CONSIDÉRATIONS

SUR L'EMPLOI

DU CHLOROFORME,

PAR

LE Dr C. SÉDILLOT,

Chirurgien principal des armées, professeur à la faculté de médecine, chirurgien en chef de l'hôpital militaire, membre correspondant de l'Institut de France, de l'Académie nationale de médecine, de l'Académie de chirurgie de Madrid, de la Société médico-chirurgicale d'Edimbourg, de la Société de médecine d'Erlangen, de la Société de biologie, de la Société médicale d'Angers, membre de la Société de médecine du Bas-Rhin, etc., officier de la Légion d'Honneur, etc.

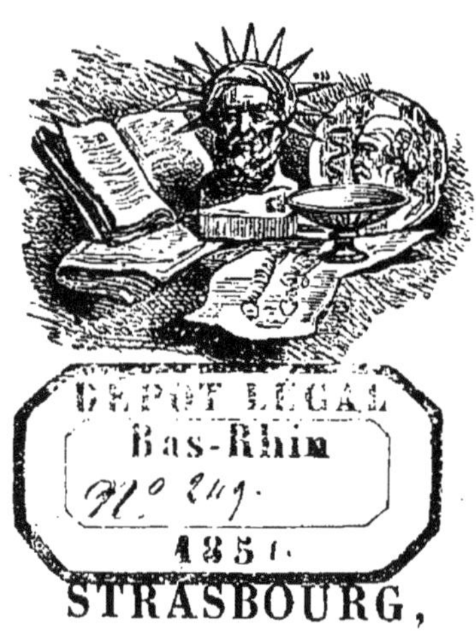

STRASBOURG,

IMPRIMERIE DE G. SILBERMANN, PLACE SAINT-THOMAS, 3.

1851.

LETTRE

DE M. LE PROFESSEUR SÉDILLOT

A

M. LE Dr A. LATOUR,

rédacteur en chef de l'*Union médicale*.

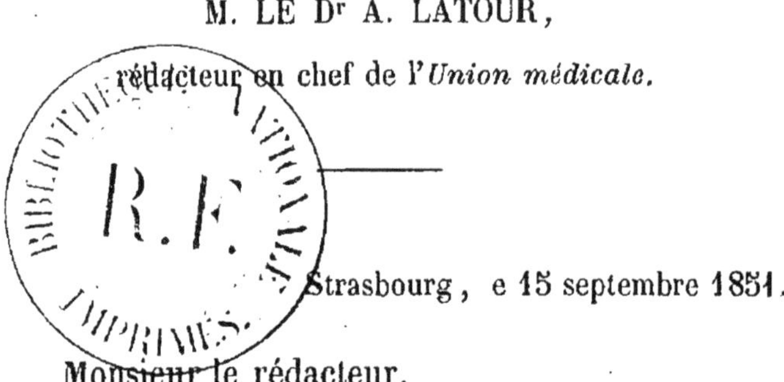

Strasbourg, e 15 septembre 1851.

Monsieur le rédacteur,

Un de vos habiles collaborateurs, M. le docteur A. Chereau, a publié dans le numéro du 30 août 1851 de votre journal un article intitulé : Anesthésie, *mort par le chloroforme*, dans lequel se trouvent consignés les détails de l'accident et les réflexions de l'auteur.

Si M. le docteur Chereau se fût borné à parler en son nom et à exposer son opinion particulière, j'aurais laissé au temps et à l'expérience à en juger le mérite ; mais M. le docteur Chereau s'est porté le représentant de la *pratique française* et s'est fait l'écho d'une doctrine générale qui me paraît erronée. J'ai cru dès lors devoir défendre les principes que je propage officiellement par mon enseignement et mes exemples, et j'ai pensé qu'il ne serait pas sans intérêt de discuter publiquement une question d'une si haute importance pour l'avenir de notre art.

Dans l'observation rapportée par M. Rooke dans le *Medical Times*, il s'agit d'un matelot americain mulâtre, opéré par M. Busk le 8 juillet dernier à Londres, à Seamen's hospital, d'une ablation du testicule.

Le malade avait quarante-cinq ans et était très-robuste. La quantité de chloroforme employée fut de 70 gouttes ou 1gr,75, et la mort survint à la suite d'une anesthésie complète, malgré tous les moyens mis en usage pour la prévenir.

Dans ce cas la quantité de chloroforme était très-faible et n'atteignait pas deux grammes[1]. On en avait d'abord versé 20 gouttes sur le mouchoir destiné à être placé sous les narines du malade; puis, au bout de quelques minutes, 20 autres gouttes avaient déterminé des phénomènes d'excitation; mais comme l'anesthésie n'était pas complète, on ajouta encore 10 gouttes, puis vingt autres, total 70. Ce fut alors que l'insensibilité fut obtenue.

Ce mode de chloroformisation, si prudent et si régulier en apparence, excite cependant la réprobation de M. Chereau, qui blâme énergiquement les chirurgiens anglais et américains de porter l'anesthésie au delà de la période d'excitation.

« Ils ne font pas attention, dit-il, que la période d'ex-« citation, tout en laissant aux sujets soumis à l'expéri-« mentation la faculté de parler, de se mouvoir, ou même « de conserver une certaine lucidité dans les idées, suffit « pour émousser presque complétement la sensibilité, pour « ne laisser aucun souvenir de l'action des instruments, « et pour remplir largement le but qu'on se propose, ce-« celui de soustraire l'humanité aux tortures d'une opéra-« tion. »

Ainsi voilà formulé *au nom de la chirurgie française* le précepte d'opérer les malades pendant qu'ils parlent, se meuvent et ont encore une certaine lucidité intellec-

---

[1] La goutte de chloroforme pur pèse 0gr,025.

tuelle. Et M. CHEREAU trouve qu'on obtient de cette méthode « des résultats magnifiques qui ont surpassé tout ce « que les expériences les plus brillantes en avaient auguré. »

J'avoue, malgré mes regrets de me séparer en ce point de la *pratique française*, que s'il me fallait opérer ainsi mes malades, je n'hésiterais pas à m'abstenir de cette prétendue anesthésie, dont les avantages sont à peu près nuls et les inconvénients immenses, et je proclamerais la cause du chloroforme irrévocablement perdue.

La première condition d'une opération est l'immobilité du malade. Comment M. CHEREAU veut-il que l'on se hasarde à débrider un étranglement herniaire, à mettre à nu une artère, à enlever une tumeur au milieu d'organes dont la blessure serait mortelle, lorsqu'à chaque instant le blessé peut échapper aux mains qui le maintiennent, et provoquer les accidents les plus graves par un effort subit et impossible à éviter ?

Comment pratiquer pendant cette période d'excitation des opérations de longue durée?

Une autre remarque doit être faite.

Il n'y aurait pas de plus horrible spectacle que celui d'un blessé en proie à une exaltation quelquefois furieuse et se débattant tout sanglant entre les bras de cinq ou six assistants.

On peut affirmer qu'un très-grand nombre d'opérations deviendraient impraticables dans de pareilles conditions, et ce serait ôter toute sûreté à notre art et le faire rétrograder.

Nous ajouterons que l'emploi des anesthésiques serait presque forcément réduit à la pratique hospitalière, car où le chirurgien de campagne, et celui qui ne peut se faire accompagner par cinq ou six aides vigoureux et de sang-froid, trouverait-il des assistants propres à concourir à ses opérations?

Les témoins officieux s'effraieraient et abandonneraient le malade qui pourrait mourir d'hémorrhagie, sans qu'on parvînt à lui porter secours; on se jetterait sur le chirurgien dont la position deviendrait fort délicate.

J'ai été témoin de toutes ces épreuves, et je regarde comme un moyen des plus dangereux d'employer la force pour dompter la résistance des malades pendant la période d'excitation, si l'on n'a pas su les en préserver.

Je repousse donc d'une manière formelle cette fausse doctrine française, et je me déclare hautement partisan de l'anesthésie complète, la seule qui, plongeant les malades dans une insensibilité et une immobilité absolues, donne à l'art une sûreté et une puissance dont nous n'avions pu jusqu'ici approcher.

M. Chereau ne contestera certainement pas l'immense supériorité de cette méthode au point de vue opératoire.

Un malade immobile, et dont la sensibilité est éteinte, ne nous afflige et ne nous trouble plus par ses plaintes et ses cris; il conserve toutes les positions qu'on lui imprime, et permet des prodiges de dextérité et de hardiesse, incompatibles avec l'agitation et les violences d'un homme privé de tout empire sur lui-même, et n'obéissant plus qu'à la contrainte.

On a vu quelquefois des opérés, après une anesthésie complète, recouvrer l'intelligence, la parole et le mouvement sans la sensibilité, et dire à leur chirurgien : Je vous vois agir, mais je ne le sens pas. Ces cas remarquables ne sont jamais malheureusement le résultat d'une anesthésie primitivement incomplète.

La sensibilité, en effet, ne disparaît qu'après l'intell

gence et les mouvements, et elle reparaît également la dernière, lorsque l'anesthésie se dissipe.

Il n'y a pas, on le voit, de moyen terme; il faut choisir entre les deux méthodes. L'une opère un corps privé de sentiment, de mouvements et de pensée, mais qui s'animera de nouveau, le sourire aux lèvres, après les plus terribles épreuves. Dans l'autre, l'action de l'homme de l'art est amoindrie, et le malade dompté par la force recueille pour tout bénéfice l'avantage douteux de n'avoir que des souvenirs vagues et confus des douleurs et des violences qu'il a subies.

J'ai dit les raisons de ma préférence.

Quelles sont celles de M. CHEREAU en faveur de l'opinion contraire? Une seule, le danger. « D'un côté, l'innocuité de l'usage sage et modéré du chloroforme, de « l'autre, la grande majorité des accidents qui incombent à l'Angleterre et à l'Amérique. »

M. CHEREAU justifierait difficilement, je crois, une telle assertion.

M. CHEREAU a-t-il recherché tous les cas de mort par l'emploi du chloroforme aujourd'hui connus? Les treize ou quatorze exemples qu'il admet si sa mémoire, dit-il, est fidèle, seraient facilement doublés, et sa conclusion devient très-contestable, puisqu'elle repose sur une étude insuffisante des faits[1].

Nous ferons remarquer en outre que la plupart des morts attribuées au chloroforme ont été produites par des doses très-faibles de cet agent.

---

[1] M. le docteur EISSEN a eu la bonté de me communiquer le tableau de tous les cas de mort attribués à l'emploi du chloroforme, et nous publierons prochainement ce document d'une si haute importance en l'accompagnant de quelques réflexions.

Hannah Greener avait été seulement chloroformée pendant une demi-minute ; Mistriss Simmons pendant deux minutes ; Walter Badger, une minute et demie. Dans ces trois cas, les doses de l'agent anesthésique n'avaient pas dépassé deux ou trois grammes, et dans d'autres observations, les quantités employées avaient été encore moins élevées.

Il faudrait donc que M. Chereau se donnât la peine de nous apprendre au nom de la *doctrine française* quelles sont les doses qu'on ne doit pas dépasser. Or, une telle détermination est impossible en présence de faits dans lesquels la mort est causée par quelques gouttes seulement de chloroforme, tandis que des doses de la même substance comparativement énormes ne déterminent aucun accident. Aussi M. Chereau n'a-t-il pu se défendre d'une surprise assez naïve à la vue de pareils exemples.

Ayant assisté à une opération d'ectropie de la vessie dont la durée dépassa une heure, sur un enfant plongé pendant tout ce temps dans une complète insensibilité : « Nous ne savons, dit-il, la quantité de chloroforme qui « fut ainsi employée, car l'agent était versé un peu in- « distinctement, mais elle a dû être considérable ; or, ce « qui nous étonnait, c'était qu'une liqueur qui, donnée à « très-petites doses, a pu, dans des cas rares, foudroyer « les malades, fut supportée ici sans résultat terrible. »

L'étonnement de M. Chereau montre seulement son peu d'habitude de pareilles observations ; mais la réflexion aurait dû lui faire comprendre qu'il fallait renoncer à attribuer la mort à l'action de deux ou trois grammes de chloroforme, lorsque plus de cent grammes sont consommés sans danger. La disproportion des doses est beaucoup trop considérable pour qu'on puisse expliquer la différence des effets par de simples idiosyncrasies, et il devait exister d'autres causes rationnelles de résultats aussi dissemblables.

Depuis notre première publication sur ce sujet (*Gazette médicale de Strasbourg*, 20 décembre 1847), nous n'avons pas cessé d'employer le chloroforme avec production d'une anesthésie complète. Nous avons toujours attendu que les malades ne donnassent plus de signe de sensibilité, et que l'action des instruments ne provoquât plus de mouvement. Nous avons multiplié les opérations pendant près de quatre années de services cliniques des plus actifs, et nous n'avons jamais eu d'accidents ni de mort à déplorer. Cependant beaucoup de nos opérations ont dépassé la durée d'une heure. Nous avons consommé jusqu'à la dose de 155 grammes de chloroforme. Nos malades n'en ont pas moins guéri parfaitement, comme le prouvent les résumés cliniques publiés par nos élèves. L'explication de ces faits est très-simple. Pour nous, *le chloroforme pur et bien employé ne tue jamais* [1]. Aussi n'hésitons-nous pas à attribuer tous les cas de mort soit

---

[1] Voici les règles que nous suivons : Le chloroforme est versé sur une compresse roulée, de manière à présenter une cavité assez large pour recouvrir facilement le nez et la bouche du malade. L'autre côté de la compresse est froncé et fixé lâchement par une épingle pour ne pas empêcher complétement le passage de l'air. Le malade ne doit pas être tenu, mais reste couché sur le dos, la tête légèrement soulevée par un oreiller. On commence par verser sur la compresse 1 ou 2 grammes du liquide, et on approche le linge à quelque distance de la bouche, pour laisser le temps au malade de s'habituer à l'odeur et à l'impression du chloroforme. Il ne saurait arriver à personne de se laisser plonger dans une perte de conscience absolue, et d'affronter une opération sans une émotion plus ou moins vive. Le chirurgien s'efforce de tranquilliser ses opérés, leur parle doucement, leur de-

à l'impureté du chloroforme qui devient un véritable poison, soit à la mauvaise application de cet agent.

---

mande quels effets ils éprouvent, leur explique qu'ils doivent respirer naturellement et sans effort, et qu'ils ne s'endormiront pas tout à coup, qu'il faut pour ce résultat un temps assez long. S'il voit les malades faire des inspirations précipitées, il retire entièrement la compresse et attend un peu plus de calme. Bientôt la respiration se régularise et on reprend l'usage de l'anesthésique. Lorsqu'on s'aperçoit que les inspirations sont bien supportées et que l'émotion est en partie dissipée, on verse largement le chloroforme sur le linge et on cherche à en faire inspirer les plus fortes quantités dans le temps le plus court, ce qui est le meilleur moyen de prévenir la période d'excitation et une anesthésie trop profonde. Le succès nous a paru moins prompt chez les individus vigoureux et habitués aux alcooliques. S'il survient du spasme, de la gêne respiratoire, de la turgescence de la face, on s'arrête, puis on recommence dès que la normalité respiratoire se rétablit. S'il y a un peu d'exaltation, des mouvements brusques, les signes d'une ivresse bruyante sans que la respiration ni la circulation soient gênées, on active l'action du chloroforme et en imbibant abondamment la compresse. Souvent alors le blessé s'allanguit, ses paroles deviennent plus lentes, sa voix plus faible, sa tête se penche sur sa poitrine et il se renverse complétement endormi sur son oreiller. Dans d'autres cas assez rares, la compresse est repoussée. On attend que l'exaltation diminue. Puis l'on renouvelle les mêmes épreuves. Si l'on ne réussit pas et que le malade continue à se défendre, on essaie seulement alors de le maintenir et de le sidérer par de grandes doses de l'agent anesthésique. L'on n'en suspend l'usage qu'après l'apparition de la résolution musculaire, lorsque les membres soulevés retombent inertes par leur propre poids. Le chirurgien commence alors l'opération et fait reprendre le chloroforme à la moindre trace de mouvement sous l'action de ses intruments.

L'indication consiste à maintenir cet état d'insensibilité et d'immobilité sans en exagérer le degré. Avec de l'intelligence et de l'habitude l'aide accomplit cette délicate mission d'après des signes qui le trompent rarement, et dans tous les cas son erreur ne doit consister qu'à ne pas chloroformer assez le malade et ja-

Nous n'avons cependant jamais méconnu le danger des anesthésiques. Nous disions à l'Académie de médecine

---

mais à porter trop loin l'anesthésie. On éloigne la compresse tant que ne se manifeste aucune contraction musculaire, mais lorsqu'un mouvement de la bouche ou des paupières révèle le retour de la motilité, on revient à quelques inspirations de chloroforme, puis on les suspend momentanément. On écoute la respiration, on cesse lorsqu'elle faiblit, pour recommencer après. Quelquefois on a pu rester fort longtemps sans donner de chloroforme, dont les effets étaient suffisamment persistants.

En agissant ainsi, on consomme manifestement beaucoup plus de chloroforme que n'en absorbent les malades, mais c'est là une perte de peu d'importance.

Voici quelques chiffres, recueillis par un de nos élèves, M. Heer, propres à établir, d'après des faits de notre clinique, les quantités de chloroforme employées pour amener une insensibilité et une immobilité complètes, et le temps correspondant nécessaire pour arriver à ce résultat.

Age.	Temps nécessaire pour produire l'anesthésie.	Quantité de chloroforme employée.
12 ans.	4 minutes.	14 grammes.
42 »	5 »	26 »
37 »	8 »	32 »
54 »	6 »	24 »
56 »	18 »	64 »
17 »	6 »	21 »
48 »	8 »	25 »
24 »	13 »	32 »
64 »	9 »	24 »
19 »	13 »	47 »
44 »	8 »	40 »
75 »	14 »	55 »
38 »	11 »	45 »
26 »	15 »	35 »
23 »	8 »	24 »
38 »	11 »	47 »
5 1/2 ans.	7 »	21 »

Ce tableau révèle les grandes pertes de chloroforme qui réen 1848 (voy. *Bulletin de l'Académie de médecine*, p. 249 et 250, année 1848), toutes les fois qu'on a recours au chloroforme, *la question de vie et de mort se trouve posée.* Ces paroles, nous les répétons encore, et c'est en ne perdant jamais de vue la gravité de notre responsabilité et le péril des moindres négligences dans le mode d'application, que nous sommes jusqu'ici parvenu à préserver nos malades de tout accident.

La règle que nous avons déjà posée [1] est très-simple : *maintenir l'intégrité, la normalité de l'acte respiratoire.* Depuis ce moment, nous avons étudié avec beaucoup de soins tous les cas de mort, et nous sommes restés convaincu que les questions de dose et de durée étaient secondaires; aussi avons-nous entièrement approuvé ce passage du compte-rendu d'une de nos cliniques par un de nos internes, M. le docteur HERRENSCHNEIDER.

« L'application de ces principes permet de maintenir « sans danger l'insensibilité pendant un temps très-pro« longé, comme on en a de nombreux exemples dans la « pratique de MM. TEXTOR, HEYFELDER, SIMPSON, etc. « Tant que les deux principales fonctions de l'économie, « la respiration et la circulation, ne souffrent pas, et que « la résolution musculaire est à peine complète, on peut « sans crainte continuer l'anesthésie, et nous croyons que « l'épithète de *casse-cou*, si légèrement employée par

---

sultent de l'évaporation et des quantités restant dans la compresse au moment où l'anesthésie est complète. On pourrait certainement mettre plus d'économie dans l'emploi de cette substance, mais la question nous a paru trop secondaire pour rien sacrifier à la sûreté des malades.

[1] *De l'insensibilité produite par le chloroforme et par l'éther.* Paris 1848.

« M. Richelot, revient de droit à la conduite de ceux qui, « par leur ridicule confiance en des règles sans valeur, « s'exposent à tuer leurs malades en quelques minutes et « avec des doses insignifiantes de l'agent anesthésique[1]. »

Du reste, dans une question toute d'expérience clinique, il faut surtout s'en rapporter aux faits et en rechercher la valeur.

Voici quelques observations empruntées au dernier semestre de ma clinique.

Les quantités de chloroforme employées ont été constatées publiquement par un de mes élèves, M. Heer, et j'espère qu'après en avoir pris connaissance, M. Chereau sera moins tenté de reprocher à MM. Rooke et Busk les 70 gouttes de chloroforme (1gr,75), auxquelles il attribue la mort de leur opéré.

OBSERVATIONS.

1° *Uréthrotomie périnéale.* M. X., pharmacien suisse, âgé de quarante-huit ans, atteint depuis 1835 d'un rétrécissement, et depuis une année d'une fistule urinaire, a été sondé avec avantage, en 1836, par M. Wurtzer, de Bonn, et cautérisé, en 1841, par M. Frænkel, d'Elberfeld. Je l'opère le 22 juillet 1851, en présence de MM. les docteurs Donné, inspecteur général de l'université; Moreau, médecin en chef de l'hôpital militaire; Michel, professeur agrégé de la faculté; Lenoir, Jacquin, Hugueni, Gérard. Le malade qui n'avait pu être sondé depuis plusieurs mois, était parvenu à introduire dans son rétrécissement une bougie filiforme, et je profitais de cette heureuse circonstance pour pratiquer l'opération de la boutonnière. Le malade est resté complétement privé de sensibilité et de mouvement pendant une heure cinq minutes. 128 grammes de chloroforme furent consommés. Aucun accident n'entrave la cure qui est complète le 20 août. A cette époque la fistule est fermée, et

[1] Gazette médicale de Strasbourg du 20 novembre 1850.

le canal reçoit librement des sondes MAYOR n°s 3 et 4. M. X. a quitté Strasbourg, le 2 septembre, parfaitement guéri.

2° *Uréthrotomie périnéale sans conducteur.* M. B., capitaine, âgé de quarante-sept ans, a été sondé pour la dernière fois à Lyon, en 1840, par M. le docteur LAROCHE; depuis six ans il n'urine plus qu'avec les plus grandes difficultés. Toutes les tentatives de cathétérisme faites depuis quatre mois avec des bougies tordues ou non, avec ou sans chloroforme, ont été infructueuses, quoique renouvelées par plusieurs personnes. L'urine est purulente et ne coule plus que goutte à goutte et chassée d'arrière en avant par la main du malade comprimant le périnée.

Opération le 11 juillet 1851, en présence de mes confrères MM. les docteurs THINUS, LENOIR, FOURQUET, KAULA, et de MM. les chirurgiens sous-aides FERRU, FOUCAULT, etc. L'opération a duré une heure un quart. 145 grammes de chloroforme ont été consommés. Aucun accident. Le 25 août la plaie du périnée est complétement fermée et le malade urine depuis ce moment avec la plus grande facilité. Les sondes MAYOR n°s 3 et 4 traversent le canal au niveau de l'incision périnéale sans y rencontrer d'obstacle. La fièvre a disparu, l'embonpoint renaît, et après quinze jours d'intervalle, la sonde a traversé le canal sans aucune difficulté[1].

3° *Cheiloplastie de la lèvre supérieure, par mon procédé à double lambeau.* W., maréchal-des-logis, âgé de quarante-neuf ans, atteint depuis plus de quinze ans d'un cancer épithélial de la lèvre supérieure, ne conserve plus aucune trace de cet organe qui a été détruit avec une portion de la joue gauche, la cloison et l'aile du nez. La lame antérieure du contour alvéolaire du maxillaire supérieur n'existe plus et cinq dents (les quatre incisives et la canine gauche) sont mises complétement à nu jusqu'au sommet de leur racine.

---

[1] On avait objecté à M. le professeur SYME, d'Édimbourg, l'impossibilité de pratiquer l'uréthrotomie périnéale dans le cas de rétrécissements infranchissables. On voit, par notre observation, que cette objection n'est pas fondée et que la difficulté peut être vaincue.

Le 28 mai 1851, en présence de MM. les docteurs Thinus, Pégat, Secourgeon, Lenoir, Fourquet, Remy, Boutron, Michel et de MM. les chirurgiens sous-aides, deux lambeaux verticaux sont taillés dans l'épaisseur des joues et servent à reconstituer la lèvre supérieure, dont le bord libre est doublé par la muqueuse. L'opération a duré une heure et demie, sous l'influence du chloroforme, dont la quantité employée a été de 155 grammes. Aucun accident. Guérison. Le malade porte aujourd'hui moustache et est en état de reprendre son service (voy. la thèse de M. le docteur Perréon, 2e série, n° 235. Strasbourg 1851).

4° *Tumeur érectile veineuse. Ligature de la carotide externe.* K...., enfant de neuf ans, atteint d'une tumeur érectile veineuse de tout le côté gauche de la face. Envoyé à la clinique par M. le docteur Herrgott, de Belfort.

Section de la carotide externe entre deux ligatures, à un travers de doigt de distance de la carotide primitive[1]. Même opération sur le tronc de l'artère thyroïdienne supérieure, qui eût entretenu la circulation sur un point trop rapproché de la ligature inférieure.

L'opération, à laquelle ont assisté MM. mes confrères et collègues Schützenberger, Michel, Wieger, Joyeux, Bolu, Lenoir, Fourquet, Hugueni et les élèves de la clinique, a duré une heure un quart. Plus de 100 grammes de chloroforme ont été employés sans aucun accident. L'enfant se promenait dans les salles et la cour de l'hôpital dès le huitième jour.

5° *Résection du coude droit.* Jeune fille de dix-neuf ans. Opération faite le 14 août 1851, en présence de MM. les docteurs Warren père de Boston, Michel, Schaaff, Bolu, Lenoir et des élèves de la clinique. L'anesthésie a duré quarante-six minutes et a exigé 77 grammes de chloroforme. La malade se levait à la fin du mois, et se trouve aujourd'hui, 15 septembre, dans les conditions de santé les plus satisfaisantes.

---

[1] Voy. *De la section des artères, dans l'intervalle de deux ligatures, comme méthode de traitement des hémorrhagies et des anévrismes.*

6° *Résection du tibia droit pour l'extraction d'un séquestre occupant toute la longueur du membre.* Jeune fille de seize ans. Opération faite le 24 juillet 1851, en présence de MM. les docteurs MICHEL, JACQUIN, LENOIR, GÉRARD, HUGUENI et des élèves de la clinique. L'anesthésie a duré trente minutes et a exigé 48 grammes de chloroforme. La malade est presque entièrement guérie.

7° *Ablation d'une tumeur thyroïdienne.* Jeune femme de vingt-quatre ans. Opération faite le 17 juillet 1851, en présence de MM. les docteurs MICHEL, LENOIR, FOURQUET, GÉRARD et des élèves de la clinique. L'anesthésie a duré quarante-neuf minutes et a exigé 66 grammes de chloroforme. La malade a quitté l'hôpital parfaitement guérie.

8° *Tumeur blanche du genou droit terminée par fausse ankylose. Chute et luxation en dehors. Réduction au bout de quatorze semaines. Guérison.* X., âgé de dix-huit ans, a été traité avec succès, dans mon service, d'une tumeur blanche du genou droit terminée par fausse ankylose, avec flexion permanente de la cuisse. J'avais promis au malade d'opérer le redressement de son membre à la reprise de ma clinique. Dans l'intervalle, chute et luxation au dehors du genou ankylosé [1]. Réduction, le 12 juin 1851, avec mon appareil à moufles régularisés par le dynamomètre, en présence de MM. les docteurs MOREAU, MICHEL, BOLU, LENOIR, FOURQUET, JACQUIN et de MM. les élèves de la clinique. La luxation datait de quatorze semaines. L'extension n'a pas dépassé 100 kilogrammes et la coaptation a permis de constater la disparition des cartilages articulaires et l'éburnation des surfaces osseuses. L'anesthésie a été poussée très-loin pour détruire les contractions musculaires, qui se réveillaient sous l'influence des tractions, quoique la résolution des membres parût complète. Plus de 80 grammes de chloroforme furent employés. Ce jeune homme marche aujourd'hui facilement sur le membre

[1] Nous suivîmes, en cette occasion, l'exemple de M. le professeur LANGENBECK, de Berlin, qui recommande le redressement subit des fausses ankyloses, sans sections ténotomiques des tendons, et qui a publié de nombreux succès de cette méthode.

malade, qui est entièrement redressé et qui jouit de légers mouvements de flexion et d'extension dans la jointure du genou, qui est redevenue normale[1].

9° *Réduction d'une luxation sous-acromio-spineuse datant de trois mois.* Femme de soixante ans. La réduction est opérée avec mon appareil à moufles régularisés par le dynamomètre le 13 mai 1851, en présence de mes confrères MM. les docteurs GROS de Moscou, BOLU, MICHEL, WIEGER, KAULA, FOURQUET, THINUS, LENOIR et des élèves de la clinique. Les tractions furent portées à 110 kilogrammes et la réduction fut obtenue. La malade avait consommé plus de 70 grammes de chloroforme sans en éprouver le moindre accident (voy. la thèse de M. le docteur PIEL, 2e série, n° 252. Strasbourg 1851).

10° *Ablation d'un cancer du maxillaire supérieur.* Cette opération, très-difficile en raison de l'extension du tissu encéphaloïde du globe de l'œil et à la base du crâne, fut faite à ma clinique par M. le docteur MICHEL, professeur agrégé de la faculté, dura une heure vingt-six minutes et exigea 182 grammes de chloroforme. Le malade n'a pas eu d'accidents, et a quitté un mois plus tard l'hôpital dans un état très-satisfaisant.

11° *Ablation d'un cancer du maxillaire supérieur.* Cette opération, faite sous mes yeux par M. le docteur BERTHERAND (voy. le compte-rendu de l'Académie de médecine du 9 septembre 1851), a duré plus d'une heure et a exigé plus de 100 grammes de chloroforme. Guérison complète.

Il serait inutile de multiplier de tels exemples qui ne sauraient laisser aucun doute dans l'esprit de personne sur l'innocuité de doses très-considérables de chloroforme pur, lorsque l'application en est convenablement dirigée et qu'aucune contre-indication ne s'y oppose.

---

[1] Les moules en plâtre du genou ont été pris par M. HEER avant et après la guérison, pour être déposés au muséum de la faculté.

Nous avons pratiqué neuf amputations à la clinique de la faculté pendant le dernier semestre. Trois de cuisse, trois de jambe, une du pied (tarso-tarsienne), une du troisième et une dernière du cinquième métacarpiens.

Tous nos malades ont guéri, et un des amputés de cuisse se leva le dix-septième jour, et tous, à l'exception du dernier, qui ne fut pas chloroformé, avaient été plongés dans une anesthésie complète et avaient consommé de 52 à 75 grammes de chloroforme.

Il est donc véritablement impossible de taxer de témérité, comme le fait M. Chereau, un chirurgien qui n'a pas employé 2 grammes de chloroforme, et si la mort du malade est arrivée, l'on doit nécessairement l'attribuer à d'autres causes qu'à la quantité consommée de l'agent anesthésique.

Il me paraît d'autant plus important d'insister sur ces considérations que plusieurs chirurgiens (je ne veux pas dire comme M. Chereau : *les chirurgiens français*) me semblent faire fausse route et se laisser entraîner hors des voies d'une pratique rationnelle.

On s'est imaginé que l'usage du chloroforme ne réclamait ni études, ni expérience, et chacun s'est cru apte à l'employer.

Des étonnements très-naïfs et des frayeurs exagérées sont résultés de ce défaut d'habitude et d'observation. Ceux-ci ont cru avoir sauvé leurs malades en leur insufflant de l'air vital; ceux-là en recourant à telle ou telle autre manœuvre.

Tout dernièrement un médecin avec lequel je faisais une opération, était bouleversé et réclamait de l'air, de l'ammoniaque, des affusions froides pour un malade qui était simplement anesthésié, comme le sont tous mes opérés, et qui revint très-naturellement à lui sans que j'eusse voulu écouter aucun des conseils de ce confrère effrayé.

Lors de mes premiers essais d'anesthésie, nous avions employé du chloroforme dont la pureté n'était pas complète et nous avions observé des réactions dont nous n'avons plus d'exemple. Il faut surtout veiller à ce que la liqueur ne renferme aucune trace d'alcool ni d'huiles essentielles [1].

---

[1] Voici une note de mon savant collègue, M. Hepp, pharmacien en chef de l'hospice civil, que je recommande particulièrement à l'attention des chirurgiens :

« Deux substances surtout peuvent altérer la pureté du chloroforme, ce sont l'alcool et des huiles essentielles non encore examinées, qui communiquent à la liqueur une odeur particulière, persistante, après qu'on en a laissé évaporiser quelques gouttes sur la main. Traité par l'acide sulfurique, le chloroforme, qui renferme de ces huiles, prend une couleur jaune plus ou moins foncée.

« Le chlore libre, les acides ou autres corps étrangers ne peuvent se rencontrer, à moins d'une grande négligence dans la préparation du chloroforme.

« M. le professeur Simpson, à son passage à Strasbourg, me rendit attentif à la présence de ces composés huileux et à leur influence délétère sur les personnes soumises aux inhalations chloroformiques. Je m'empressai de profiter de ce précieux renseignement, et depuis lors je ne considère comme pur que le chloroforme qui ne subit aucun changement dans sa couleur, même après plusieurs heures de contact avec l'acide sulfurique.

« On peut résumer les caractères indiquant la pureté du chloroforme et les établir de la manière suivante :

« Le chloroforme doit être insensible au papier de tournesol.

« Légèrement agité, dans un flacon, avec de l'eau, il ne doit pas présenter un aspect laiteux.

« Traité par son volume d'acide sulfurique, le chloroforme ne se colore pas même après plusieurs heures de contact.

« L'évaporation ne devra laisser aucun résidu. » (Voy. aussi la *Gazette médicale de Strasbourg* du 20 novembre 1850).

Le seul danger, lorsque le chloroforme est pur, résulte de la mauvaise application de cet agent. Le cas le plus ordinaire est celui où la personne chargée de l'anesthésie étouffe le malade en lui fermant le nez et la bouche avec le mouchoir. Rien n'est plus commun et telle est la cause la plus ordinaire des morts que l'on a eu à déplorer.

Quelquefois on maintient de force l'opéré et on continue l'usage du chloroforme malgré le spasme qui arrête la respiration et détermine promptement une asphyxie irrémédiable.

Enfin, il arrive par l'inattention de l'aide que l'anesthésie est portée au delà de toute limite jusqu'à la mort dont on s'aperçoit trop tard.

Tels sont les véritables dangers et ils doivent inspirer aux chirurgiens la plus grande circonspection.

Il faut qu'ils forment des aides habiles pour leur confier l'anesthésie, et ces aides sont rares, ou qu'ils surveillent constamment la marche de l'opération.

Je terminerai par un fait qui confirme hautement ces remarques.

Obs. 12. Je pratiquai le 13 juin 1851 une opération de varicocèle par le procédé si connu de mon savant confrère et ami M. le docteur Vidal de Cassis. Le malade était craintif et s'était trouvé mal pendant qu'on l'examinait debout. Mes confrères MM. les docteurs Moreau, Thinus, Lenoir, Fourquet, Dubodon, Michel étaient présents.

J'appliquai le chloroforme, et lorsque la résolution musculaire fut complète et que toute sensibilité eut disparu, je donnai le mouchoir à tenir à l'un des assistants, en lui recommandant de le rapprocher de la bouche du malade dès qu'il apercevrait quelques traces du retour de la motilité.

Je commençai alors l'opération, sans me préoccuper de l'agent anesthésique dont je croyais l'usage suspendu. Tout à coup un de mes confrères me pousse du coude et me dit à l'oreille : le malade est mort. Je jetai es yeux sur mon opéré et je fus un instant frappé de la crainte que cette fatale parole ne se confirmât. Il n'y avait plus de circulation ni de respiration, et la face paraissait affreusement cadavérique. L'aide distrait par l'attention qu'il prêtait à la manœuvre opératoire avait maintenu la compresse près de la bouche du malade. Je fis sur-le-champ comprimer alternativement la poitrine pour produire une respiration artificielle, j'écartai les mâchoires, j'aspergeai d'eau froide la figure, et je pratiquai des frictions un peu rudes à la nuque, au-dessous des oreilles et sur la face. Au bout de deux ou trois minutes qui me parurent longues, on vit les inspirations reparaître d'abord très-courtes et à intervalles éloignés, ensuite plus profondes et plus rapprochées. Je fus alors entièrement rassuré et je terminai l'enroulement des veines du cordon. Un quart d'heure après, le malade était revenu à lui et manifestait une joie bruyante d'avoir été opéré sans douleur. La guérison se fit bien et sans accidents.

Je suppose que je n'eusse pas été averti et que le malade fût mort. On eût certainement accusé le chloroforme, et cependant cet agent n'eût pas mérité d'être mis en cause, car la faute consistait dans le mode d'application.

Je me résume en disant : Le chloroforme pur n'est pas toxique lorsqu'il est employé avec les précautions convenables.

L'anesthésie doit être complète pour être utile, et l'on peut en prolonger la durée pendant les plus longues opérations sans danger.

Tous les cas de mort publiés jusqu'à ce jour ont eu pour cause ou l'impureté ou la mauvaise application de l'agent anesthésique.

Veuillez agréer, Monsieur le rédacteur, etc.

www.ingramcontent.com/pod-product-compliance
Ingram Content Group UK Ltd.
Pitfield, Milton Keynes, MK11 3LW, UK
UKHW021156230726
13926UKWH00001B/131

9 782016 176245